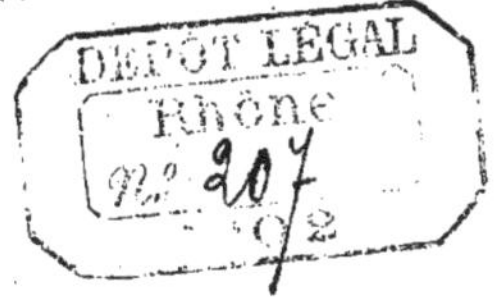

Dʳ Fernand EYSSÉRIC

Traitement de la Tuberculose pulmonaire

par le

Cacodylate

de Strychnine

à hautes doses

LYON. — IMP. A. REY

Teff
678

TRAITEMENT

DE LA

TUBERCULOSE PULMONAIRE

PAR LE

CACODYLATE DE STRYCHNINE

A HAUTES DOSES

TRAITEMENT

DE LA

TUBERCULOSE PULMONAIRE

PAR LE

CACODYLATE DE STRYCHNINE

A HAUTES DOSES

PAR

Le Dr Fernand EYSSÉRIC

LYON

A. REY & Cie, IMPRIMEURS-ÉDITEURS DE L'UNIVERSITÉ

4, RUE GENTIL, 4

1902

PRÉFACE

Au terme de notre carrière d'étudiant, nous sommes heureux d'exprimer nos sentiments de gratitude à tous les Maîtres de l'École lyonnaise pour le peu de science qu'ils sont parvenus à nous inculquer. Nos premiers remerciements à M. Soulier, le très distingué professeur de thérapeutique, en raison de l'honneur qu'il nous a fait en acceptant la présidence de cette thèse. A M. Lyonnet, médecin des Hôpitaux, nous ne saurions témoigner trop de reconnaissance. D'autres plumes plus autorisées que la nôtre célèbreront la haute science, le profond sens clinique de ce maître dont nous avons suivi avec zèle l'enseignement pendant les derniers temps de nos études. Il nous suffira, à nous, de louer son indulgente bonté, sa bienveillance qui fait du professeur l'ami de ses élèves, son inépuisable obligeance que rien n'a pu lasser. Mais tous ces éloges ne sauraient rien ajouter à la popularité d'un maître sympathique à tous aussi bien par son excellent cœur que par sa modestie. Que M. Galtier, professeur à l'École vétérinaire, reçoive ici nos sincères remerciements pour la faculté qu'il nous a accordée de nous servir de ses expériences, pour ses précieux conseils et l'affabilité de son accueil. Nous devons beaucoup aussi à M. le professeur agrégé Paul Courmont qui a bien voulu s'intéresser à notre thèse. Nos remerciements au Dr Maurice qui nous en a indiqué le sujet. M. Pont, le jeune directeur de l'Ecole dentaire de Lyon, nous a toujours accueilli comme un ami et a bien voulu nous apprendre les éléments de la chirurgie des dents : nous lui en sommes vivement reconnaissant. Enfin, un souvenir ému aux vieux camarades que nous allons quitter et parmi lesquels le Dr Jaubert, dont un voisinage de plus de quatre ans nous a permis d'apprécier la solide amitié. Et maintenant, si nous jetons un regard en arrière, si nous considérons cette vie d'étudiant si agréable, si indépendante, cette ville de Lyon dont les brumes ont abrité tant de souvenirs, tous ces excellents amis qui ont partagé nos labeurs, nos tristesses et nos joies, ce n'est pas sans une certaine mélancolie que nous nous décidons à aborder une autre existence ; celle-ci nous réserve peut-être bien des soucis, bien des fatigues, mais aussi, nous l'espérons, la plus douce des consolations, celle de consoler, de soulager, de guérir.

INTRODUCTION

Nous n'avons pas l'intention de passer en revue les diverses médications préconisées contre la tuberculose. Les unes ne constituent plus guère à l'heure actuelle qu'un traitement adjuvant; d'autres, qui avaient la prétention de s'attaquer au bacille lui-même sont complètement tombées dans l'oubli. Sans doute on ne peut que louer Koch et ses émules d'avoir cherché à doter l'humanité d'un spécifique antituberculeux, mais on est bien obligé d'avouer que jusqu'ici leurs découvertes ont eu un intérêt plus théorique que pratique. Le vaccin de la tuberculose est encore à trouver.

Mais admettons que vienne le jour (et la chose ne paraîtra invraisemblable à personne) où l'on pourra détruire dans le parenchyme pulmonaire lui-même le terrible microbe, la tuberculose va-t-elle disparaître du cadre nosologique? Nous ne le pensons pas.

Le bacille de Koch est en effet un peu partout, et cette sorte d'ubiquité le met à l'abri de toutes les lois de l'hygiène. Il pénètre en nous à chaque instant et de diverses façons. « Il est capable, dit M. G. Roux [1], dans

[1] G. Roux, *Précis de microbie et de technique bactériologique*, 1898, p. 239 et 240.

un état de dessiccation plus ou moins prononcé et même dans les matières putréfiées de se conserver vivant et avec une virulence très suffisante pour infecter à l'occasion tel sujet prédisposé, chez lequel il élira domicile. Bien peu de gens peuvent se flatter de ne l'avoir jamais aspiré ni ingéré. » Et le même auteur rappelle que d'après Strauss « 50 pour 100 des personnes qui fréquentent les milieux hospitaliers destinés aux phtisiques hébergent dans l'intérieur de leur cavité nasale des bacilles de Koch parfaitement virulents ». Nous sommes donc exposés constamment à entrer en contact avec eux d'une foule de manières qu'il serait oiseux d'énumérer, en sorte qu'il se joue des règlements de l'hygiène la plus sévère, la plus draconnienne.

Mais si tous nos soins, même les plus minutieux, ne peuvent nous dérober à cette invasion incessante, du moins l'organisme lui-même peut lui opposer une efficace résistance. Cette résistance du terrain est suffisante dans la plupart des cas : le microbe est alors arrêté à son entrée dans les premières voies respiratoires et, s'il peut parvenir jusqu'aux alvéoles pulmonaires, les leucocytes, suprême réserve, se jettent sur lui, l'englobent et le digèrent.

Il est certain que ce travail phagocytaire sera d'autant plus soutenu, d'autant plus intense que l'économie sera dans de meilleures conditions de santé, et la prophylaxie de la tuberculose ne tend qu'à ce but[1].

---

[1] Non pas que nous prétendions nier l'influence des sources de contagion, exposée d'une façon si magistrale dans le discours du professeur Debove. (La prophylaxie de la tuberculose, *Médecine*

Mais il y a plus. Peut-on considérer cette mise en état de résistance comme pouvant servir de méthode curative? A cela, la thérapeutique moderne a déjà répondu : suralimentation, repos, grand air sont aujourd'hui considérés comme les moyens les plus efficaces dans la lutte contre l'infection bacillaire.

Il faut donc fortifier le tuberculeux. Et cela d'autant plus qu'il épuise ses ressources vitales dans ce combat qu'il mène continuellement contre les bacilles, depuis que ceux-ci ont élu domicile dans ses poumons.

Son organisme est le siège d'oxydations intenses, d'une désassimilation profonde que traduisent si bien cet amaigrissement, cette dépression des forces qui sont une des caractéristiques de la maladie. Si l'on ne permet pas à l'économie de faire les frais d'une longue suppuration, si l'on ne remplace pas sans cesse les réserves épuisées dans cette guerre à mort, l'infection étendra rapidement ses ravages. C'est ce danger que cherchent à éviter aujourd'hui les praticiens qui prescrivent la suralimentation. Et c'est en effet dans cet ordre d'idées que paraît résider la solution de ce difficile problème : la lutte contre la tuberculose.

Jusqu'ici on semble s'être contenté pour remplir cette condition de moyens purement physiques, en rejetant presque complètement les agents médicamenteux. « Devant l'impuissance de la thérapeutique pharmacologique, avoue M. Langlois[1], on a recherché

moderne, 22 mai 1901). mais nous pensons, conforme en cela à l'opinion de la grande majorité des médecins. que cette action est secondaire.

[1] J. P. Langlois, *Précis d'hygiène publique et privée.*

dans l'application stricte des lois de l'hygiène le remède efficace. » Il y a cependant dans l'arsenal thérapeutique une substance que tout le monde connaît, que tout le monde emploie même peu ou prou dans diverses affections et un peu par habitude, et qui de par ses propriétés semblait devoir appeler l'attention des médecins dans le cas qui nous occupe : c'est la strychnine [1].

A M. Galtier, professeur à l'Ecole vétérinaire de Lyon, revient le mérite d'avoir employé le premier, et d'une manière scientifique cet alcaloïde. Ayant constaté expérimentalement le peu d'efficacité des diverses substances essayées jusqu'à ce jour dans le traitement de la tuberculose, telles que l'iode, le fer, la créosote, les essences diverses, l'eucalyptol, le thymol, le menthol, le sérum normal ou tuberculisé, le suc musculaire, il eut l'idée d'employer la strychnine qu'il associa avec l'arsenic et, le 31 janvier 1901, il publiait le résultat de ses expériences qui était absolument concluant.

M. Galtier a fait ses essais sur des ânes, des moutons, des porcs, des chèvres, des génisses et des lapins. Il a eu soin d'éloigner toute cause d'erreur en contaminant les animaux traités et les animaux témoins de la même façon, avec la même dose du même virus; tous ont ensuite vécu avec le même régime et dans les mêmes conditions hygiéniques. Au bout d'un temps assez considérable, variant entre trois et huit mois, témoins et trai-

---

[1] Nous ne voulons pas dire par là que la strychnine ait été laissée complètement de côté dans cette maladie ; on la prescrit quelquefois dans l'anorexie bacillaire, mais il y a loin de cette indication symptomatique au traitement systématique que nous préconisons.

tés étaient sacrifiés et consciencieusement examinés au point de vue de leurs lésions et de leur état général.

Nous regrettons de ne pouvoir décrire ici dans leur entier toutes ces remarquables expériences ; nous ne pouvons que renvoyer au mémoire de l'auteur. (¹) Nous nous bornerons donc à citer les intéressantes conclusions que M. Galtier en a tirées.

« 1° Le traitement par l'emploi simultané de la liqueur de Fowler et d'une solution strychnée peut se montrer d'une certaine efficacité contre la tuberculose ; en traitant par l'arsenic et la strychnine des ânes inoculés de tuberculose à forte dose par injection intraveineuse, des moutons, des chèvres, des porcs et des génisses contaminés par ingestion, on peut voir les sujets traités rester en meilleur état de chair que les témoins, constater que la maladie est ralentie, rendue plus discrète et reconnaître que les lésions s'éteignent ou ont de la tendance à s'éteindre. »

« 2° Employé préventivement et après la contamination ou seulement après l'infection, le traitement par l'arsenic et la strychnine associés ou par la strychnine seule accroît la résistance de l'organisme ; il peut prévenir la généralisation de la tuberculose et amener la cicatrisation ou l'extinction des lésions. »

« 3° Les solutions de strychnine employées à doses convenables² et administrées avec les aliments ou les

---

¹ V. Galtier, Traitement de la tuberculose, action de la strychnine, *Journal de médecine vétérinaire et de zootechnie*, numéro du 31 janvier 1901.

² M. Galtier a fait ingérer à deux porcs de 70 à 80 kilogrammes, jusqu'à 1 gramme d'arséniate de strychnine.

boissons ou même injectées sous la peau sont supportées sans aucun danger, pendant des semaines et des
mois. »

Séduit par les résultats véritablement considérables
des recherches du professeur Galtier, nous avons été
tenté d'appliquer le même traitement dans la médecine
humaine, sans toutefois nous dissimuler que nos expériences ne pouvaient avoir le même poids, leurs conclusions la même netteté que l'expérimentation animale.

Trop de causes, en effet, viennent entraver cette étude.
S'il est relativement facile d'avoir des animaux de même
espèce, de même poids, de même âge, de même résistance, à la même période de leur maladie, ces conditions
sont à peu près impossibles à réaliser avec l'être hu-
main. Nous avons cependant essayé de faire pour le
mieux. Et, tels qu'ils sont, les résultats de ce traitement
nous ont paru de nature à intéresser les médecins qui
cherchent à lutter contre le fléau tuberculeux : heureux
si ce modeste travail pouvait être de quelque utilité
pour le soulagement de tant de malheureuses victimes !

Voici le plan que nous avons adopté :

Avant d'entreprendre l'étude du cacodylate de strychnine, il nous a paru bon de résumer dans les deux
premiers chapitres, les connaissances que l'on a sur les
deux corps qui le composent.

Un court chapitre a été consacré à la préparation,
au mode d'emploi et aux doses du cacodylate de strychnine.

Dans une quatrième partie, nous exposons le résultal de nos expériences avec les conclusions que nous nous sommes permis d'en tirer.

Enfin et en dernier lieu, on trouvera la lecture de nos observations.

TRAITEMENT

DE LA

TUBERCULOSE PULMONAIRE

PAR LE

CACODYLATE DE STRYCHNINE

A HAUTES DOSES

CHAPITRE PREMIER

L'ACIDE CACODYLIQUE

L'arsenic (ἄσην, homme; νικᾶν, tuer) était connu des anciens Grecs qui l'employaient pour saupoudrer les ulcères torpides ; ils le donnaient aussi en fumigations dans le traitement de la toux opiniâtre[1]. « A l'intérieur, dit Dioscoride, on donne l'arsenic aux malades qui ont du pus dans la poitrine. Dans les toux invétérées, on leur fait respirer à l'aide d'un tube la vapeur d'un mélange d'arsenic et de résine[2]. » Les Arabistes considéraient l'orpiment comme un antidote de la morsure des serpents venimeux. Paracelse rejette l'arsenic de la thérapeutique qui appartient *potius in physicam quam in chirurchiam*. Après lui, il y eut une longue

[1] Pline (édit. Lemerre, XXXIV, 56).
[2] Soulier, *Traité de thérapeutique.*

lutte entre arsénicistes et antiarsénicistes qui se termina par le triomphe des premiers avec Fowler, Harles et Boudin.

Mais ce n'est qu'au siècle dernier que fut découvert le cacodyle. Vers le milieu du XVIIIe siècle était établi, rue Saint-Honoré, un ancien apothicaire-major des camps et armées du Roy, membre de l'Académie royale des sciences, fils naturel, dit-on, de Louis XV, qui lui accorda des lettres de noblesse. Il s'appelait Cadet, et la chimie lui doit de remarquables travaux. En 1760, Cadet obtient l'alkarsine (ou liqueur fumante de Cadet) en distillant un mélange d'acétate de potasse et d'acide arsénieux.

$$4\,(CH^3 - CO^2K) + As^2\,O^6 = 2\,CO^2 + 2\,CO^3\,K^2$$
$$+ C^4\,H^{12}\,As^2\,O$$

Oxyde de cacodyle.

Bunsen, en 1842, détermina la nature de cette liqueur et put préparer une série de corps caractérisés par la présence du groupe $As\,(CH^3)^2$ qu'il considéra comme un radical et auquel il donna le nom de cacodyle (de κακός, mauvais ; ὄζειν, sentir) en raison de son odeur.

Ce n'est qu'en ces dernières années que l'acide cacodylique fait son apparition en thérapeutique à la suite des travaux du professeur A. Gauthier.

Un grand nombre de médecins éminents s'attachent à l'étudier et à déterminer sa valeur curative dans le traitement d'un certain nombre de maladies et spécialement de la tuberculose. Nous nous contenterons de citer les noms du professeur Renaut et des Drs Robin, Danlos, Burlureaux et Roustan.

Le cacodyle (KD) est un arséniure de diméthyle :

$$(CH^3)^2 = As$$
$$(CH^3)^2 = As$$

Par oxydation, il donne un oxyde de cacodyle, liquide insoluble et d'odeur fétide :

$$\begin{matrix} (CH^3)^2 = As \\ (CH^3)^2 = As \end{matrix} \Big> O$$

L'acide cacodylique est de l'acide arsénique $AsO(OH)^3$ dans lequel deux oxhydriles sont remplacés par deux méthyles.

$$AsO \Big< \begin{matrix} OH \\ OH \\ OH \end{matrix} \qquad AsO \Big< \begin{matrix} CH^3 \\ CH^3 \\ OH \end{matrix}$$

Acide arsénique.   Acide cacodylique.

Comme l'indique sa formule, il est monovalent.

On le prépare par oxydation de l'oxyde de cacodyle. On ajoute peu à peu de l'oxyde rouge de mercure à de l'oxyde de cacodyle brut placé dans l'eau, en ayant soin de bien refroidir pour éviter l'ébullition. Il se précipite du mercure métallique et l'on obtient une solution d'acide cacodylique et de cacodylate de mercure. On se débarrasse du cacodylate de mercure en ajoutant lentement au mélange de l'oxyde de cacodyle jusqu'à léger excès. Celui-ci réduit l'oxygène du cacodylate

---

[1] J. Collet, *Quelques recherches sur l'acide cacodylique dans la tuberculose* (Thèse de Paris, 1900).

de mercure pour donner encore de l'acide cacodylique.
Filtrer, évaporer, reprendre par l'alcool et faire cristalliser.

L'acide cacodylique est un corps solide, incolore,
cristallisant dans une solution alcoolique en gros cristaux très nets. Il est sans odeur, de saveur et de réaction légèrement acide. Très déliquescent à l'air humide,
très soluble dans l'eau, peu soluble dans l'alcool et insoluble dans l'éther. Fond à 200 degrés. L'hydrogène
sulfuré en solution aqueuse s'échauffe au contact de
l'acide cacodylique, en donnant du bisulfure de cacodyle $[(CH^3)^2 As)]^2 S^2$.

L'acide cacodylique, avons-nous vu, est monoatomique. Il se combine aux bases pour donner des sels
dont les plus connus sont ceux de sodium, de calcium
et de fer.

Voyons maintenant comment agit l'arsenic en pénétrant dans l'organisme. Cette action a été diversement
interprétée. Tandis que les uns en font un excitateur
de la nutrition, pour d'autres c'est un modérateur de la
désassimilation.

La première opinion a été défendue surtout par Binz
et Schultz dont la théorie est assez séduisante. D'après
ces auteurs, l'acide arsénieux au contact avec la matière
albuminoïde s'oxyde facilement et devient de l'acide
arsénique, et réciproquement celui-ci se désoxyde pour
redevenir acide arsénieux. Il y a donc une action
asphyxiante de la molécule d'albumine à laquelle l'acide
arsénieux enlève son oxygène, d'où effondrement de
cette cellule. D'autre part, l'atome d'oxygène que cède
l'acide arsénique produit sur la molécule voisine une

oxydation d'autant plus intense qu'il est à l'état naissant. L'une s'effondre, l'autre brûle. « Effondrement, incendie, ces deux mots, dit M. Soulier[1], résument assez bien la théorie de Binz et Schultz. » Il se passerait là quelque chose d'analogue à ce que M. Lyonnet a démontré récemment pour les vanadates. Pour Binz et Schultz, l'arsenic est donc un oxydant puissant, un excitateur de la nutrition.

Pour d'autres auteurs, au contraire, il y aurait diminution des oxydations. Schmidt, Stürzwage ont vu l'acide carbonique et l'urée diminuer. G. Sée qui partage aussi cette opinion, fait remarquer l'abaissement de la température qui d'après Lesser peut aller jusqu'à 6 degrés chez les animaux soumis à des doses élevées.

Quoi qu'il en soit de son action sur la nutrition, l'arsenic en pénétrant dans l'organisme se substitue au phosphore dans les lécithines et les nucléines abondantes surtout dans le système nerveux, les globules blancs et en général les noyaux de toute cellule. Mais avant cette substitution il est transformé en combinaison organique dans les cellules lymphatiques qui le portent dans tous les tissus[2]. « Il n'est donc pas indifférent de fournir à l'économie l'arsenic sous forme organique qui est celle où nous le retrouvons dans la cellule lymphatique, telle que celle où elle existe dans

[1] H. Soulier, *Traité de thérapeutique et de pharmacologie*, 1891.
[2] Dr Bérédska, Du rôle des leucocytes dans l'intoxication arsenicale. *Annales de l'Institut Pasteur* 1899.

l'acide cacodylique [1]. » Sous cette nouvelle forme la toxicité de l'arsenic a diminué. « L'arsenic existe dans ce produit sous une forme excessivement latente, organique, qui lui enlève si bien toutes les propriétés physiques, chimiques et physiologiques des préparations arsenicales ordinaires que les réactions caractéristiques de l'arsenic n'apparaissent que si l'on détruit complètement ce composé et que toutes les propriétés vénéneuses, caustiques et nécrosantes des préparations habituelles d'arsenic ont entièrement disparu [2]. » C'est à tel point que l'on a pu donner à un malade jusqu'à 80 centigrammes de cacodylate de soude par jour et pendant longtemps. dose équivalente en arsenic métalloïdique à 18 centigrammes d'acide arsénieux, à 49 gr. 20 de liqueur de Fowler, à 1 gr. 52 d'arséniate de soude. « En résumé, dit M. Roustan, l'acide cacodylique permet avec quelques précautions de manier l'arsenic sans danger et à des doses qui ne seraient pas tolérées sous la forme de préparations arsénicales dont nous disposions jusqu'ici [3]. »

Les cacodylates augmentent d'une façon extraordinaire la reproduction des hématies (Renaut); ils possèdent la même action vis-à-vis des globules lymphoïdes « qui paraissent être les premiers termes de la formation des albuminoïdes qui sont eux-mêmes les prin-

[1] Communication de A. Gauthier à l'Académie de médecine, 6 juin 1899.

[2] Communication de A. Gauthier à l'Académie de médecine, 6 juin 1899.

[2] Note pour le professeur A. Gauthier, par le Dr Roustan, de Cannes,

cipes constitutifs de nos tissus. » (Bérédska). Comme corollaire, l'arsenic favorise la destruction des bactéries en multipliant les éléments lymphatiques dont on connaît le rôle phagocytaire.

C'est ainsi que les cacodylates constituent une médication de choix pour tous les cas où il y a une dénutrition exagérée, spécialementdans la tuberculose. Cependant « il ne s'ensuit pas, dit le professeur Renaut, que l'arsenic en général et le cacodylate en particulier soit un remède spécifique de la tuberculose : c'est tout simplement un agent de traitement de la tuberculose. J'ajouterai toutefois qu'à mes yeux il est le plus brillant, peut-être le plus agissant avec l'alimentation qu'il rend effective en modérant le mouvement déperditif si favorable à la germination puis à la pullulation des colonies bacillaires dans les points faibles de l'organisme. Le phtisique simplement suralimenté voit sans cesse son gain suralimentaire diminuer par le mouvement incessant de perte qui se poursuit en lui. Le phtisique suralimenté et traité par l'arsenic limite en lui le mouvement de perte, en même temps que la suralimentation refait les réserves[1] ».

Après ce rapide résumé de l'action physiologique de l'acide cacodylique dans la tuberculose, il nous reste à parler du mode d'administration et des doses de ce médicament.

Un cobaye de 500 grammes supporte 30 centigrammes d'acide cacodylique en injection hypodermique.

[1] Communication du professeur Renaut à l'Académie de médecine, 30 mai 1899.

M. Danlos en a donné à un homme, pendant plusieurs semaines, une dose quotidienne de 80 centigrammes ; mais par voie hypodermique il n'a pas dépassé 40 centigrammes. La dose thérapeutique, d'après M. le professeur Gauthier est de 5 centigrammes. Il faut avoir soin de commencer par des doses plus faibles, 1 centigramme par exemple, en augmentant progressivement, et de laisser reposer le malade en interrompant la médication tous les sept à dix jours environ.

L'acide cacodylique peut se donner par la voie buccale en lavements ou en injections hypodermiques.

La voie buccale présente deux inconvénients : des troubles digestifs, une haleine fétide, alliacée. Ces inconvénients tiendraient, d'après M. Gauthier[1], à l'oxyde de cacodyle qui se formerait dans le tube digestif sous l'influence des agents réducteurs. Cependant le professeur Grasset proteste « contre cette levée de boucliers à propos de l'administration du cacodylate de soude par la bouche » ; il cite plusieurs observations où la plupart des malades l'auraient parfaitement supporté sans odeur alliacée de l'haleine, « à moins, ajoute-t-il, que dans le Midi nous soyons tellement habitués à l'ail, que l'oxyde de cacodyle perde en Provence ses propriétés désagréables et vénéneuses[2] ».

Les injections rectales ont été préconisées par M. Renaut[3] ; elles présenteraient pour les partisans de la

---

[1] Communication du Dr Gauthier à l'Académie de médecine, 31 octobre 1899.

[2] *Semaine médicale*, 2 mars 1901.

[3] *In* thèse de J. Charasse, Lyon, 1900.

méthode suivante les mêmes inconvénients que la voie buccale, quoique à un degré moindre.

M. A. Gauthier conseille la voie hypodermique comme la plus sûre, la plus rapide. Elle n'est pas douloureuse et ne provoque aucun accident si l'injection est pratiquée avec aseptie.

CHAPITRE II

LA STRYCHNINE

La strychnine a été isolée en 1818 par Pelletier et Caventou. C'est un alcaloïde que l'on retire, comme on le sait, du fruit ou de l'écorce du *Strychnos nux vomica* (noix vomique, fausse angusture) ou de la fève de saint Ignace.

La strychnine est une substance blanche, possédant une cristallisation octoédrique dérivée d'un prisme rhomboïdal droit. Très peu soluble dans l'eau froide (1/7000), un peu plus soluble dans l'alcool (1/106), elle est très soluble dans le chloroforme. Saveur excessivement amère. Pure, la strychnine ne se colore pas par l'acide azotique ou se colore en jaune. Elle forme des sels plus solubles avec les acides, vis-à-vis desquels elle se conduit comme une base monovalente. Le plus connu de ces sels est le sulfate. L'arséniate de strychnine n'est qu'un mélange d'acide arsénieux et de strychnine.

Un mot maintenant sur son action physiologique. Nous ne parlerons pas de son action antiseptique, car bien que *in vitro* la strychnine détruise les organismes inférieurs, elle est trop toxique pour être employée dans ce but.

La strychnine n'est pas absorbée par la peau. L'absorption est très rapide par le tissu cellulaire sous-cutané. Elle se fait assez lentement par l'estomac, en dix minutes d'après Rabuteau ; un peu plus rapidement par le rectum. Cette substance ne subit pas de modification dans l'organisme, et s'élimine en nature par les urines et la salive ; néanmoins, d'autres auteurs admettent qu'elle se transformerait en acide strychnique, après avoir produit son effet propre toutefois, car cet acide est inactif.

L'élimination, d'après Vulpian [1], se ferait assez rapidement pour que l'on n'ait pas à craindre l'accumulation de doses croissantes que redoutent Nothnagel et Rossbach.

L'absorption d'une dose mortelle (5 centigrammes d'après les auteurs classiques) produit les effets suivants, selon M. le professeur Soulier [2], à qui nous empruntons cette description : « D'abord, baillements, inquiétudes, sentiment de terreur, le malade marche à grands pas ; il crie, accuse des sensations de prurit, des fourmillements ; la sensibilité est exaltée, la lumière insupportable ; il y a des tiraillements, de la raideur de tous les membres et du tronc, quelques secousses musculaires ; le trismus commence et la crise tétanique éclate, l'intelligence restant entière. La ressemblance avec le tétanos est complète, la tête est renversée en arrière, les muscles de la vie organique sont également tétanisés. La déglu-

---

[1] Vulpian, *Leçons sur l'action physiologique des substances toxiques et médicamenteuses*, Paris 1882, p 594.

[2] H. Soulier, *Traité de thérapeutique et de pharmacologie*, 1891.

tition ne peut se faire. La respiration devient impossible, les muscles respiratoires sont contracturés. La cyanose se prononce de plus en plus. Si l'absence d'hématose se prolonge, l'intelligence naturellement s'obscurcit. Les yeux sont saillants, la pupille dilatée par suite de l'asphyxie. La température est très élevée comme dans le tétanos, la peau couverte de sueurs. Peu à peu le calme renaît à peu près complètement, en quoi le strychnisme diffère du tétanos. Mais bientôt une deuxième crise provoquée par le plus léger contact, éclate semblable à la première plus ou moins forte suivant la quantité absorbée, pouvant même être mortelle si la dose a été très forte. Cependant, quelle que soit la proportion ingérée, la mort le plus souvent n'arrive qu'à la troisième ou la quatrième crise ». La mort, quand elle survient, a lieu par asphyxie et peut-être par arrêt du cœur.

Ainsi, comme cette description nous permet de le prévoir, l'action capitale de la strychnine est d'exciter ou plutôt de rendre plus excitable les centres nerveux et tout spécialement la moelle. La convulsion strychnique est due à l'action de l'alcaloïde sur la moelle qu'il rend hyperexcitable. Il suffit qu'il existe une seule racine postérieure pour conduire l'excitation qui, par réflexe, produira la convulsion, celle-ci n'étant pas en rapport d'ailleurs avec l'excitation. Comme le dit fort justement et d'une façon si pittoresque M. le professeur Soulier, « la moelle strychnisée est comme un fusil avec une charge énorme. Le plus ou moins de rapidité, le plus ou moins de force avec laquelle le chien tombe est de minime importance ; il suffit que le coup parte : le résultat est seulement proportionnel à la charge[1] ». En un mot, la strychnine excite le pouvoir réflexe de l'axe bulbo-spinal.

En même temps, les nerfs sensibles éprouvent une augmentation de leur impressionnabilité, et il y a exagération de la sensibilité tactile. Quant aux nerfs moteurs, ils conservent, d'après Vulpian, leur motricité. Celle-ci n'est abolie qu'à de très hautes doses, et à condition de faire la respiration artificielle pour empêcher le sujet de périr par asphyxie : dans ces conditions, la strychnine agit comme le curare en séparant physiologiquement le nerf moteur du muscle.

La strychnine porte également son action sur le sympathique. Vulpian dit qu'il est probable que tous les muscles à fibres lisses peuvent être pris de convulsions réflexes. Ces convulsions se produiraient un peu après celles des muscles rouges, car l'excitation est plus lente.

Si nous passons maintenant à l'appareil circulatoire, nous observons que de petites doses accélèrent les mouvements du cœur (Gubler). La tension artérielle subit une élévation considérable qui peut aller au double de la normale : elle résulte d'une constriction des vaisseaux due à l'action de l'alcaloïde sur le centre vaso-moteur.

Rien de bien spécial à signaler pour la respiration ; nous avons vu plus haut que les doses mortelles amènent la tétanisation des muscles respiratoires ; le strychnisé meurt par asphyxe.

Sous l'influence de la strychnine, la température

---

[1] H. Soulier, *Traité de thérapeutique*, 1891.

peut s'élever jusqu'à 2 degrés pendant les convulsions :
elle est en corrélation avec la contraction musculaire.
Cette élévation n'existe pas aux doses thérapeutiques.

On a beaucoup discuté sur l'action de la strychnine
sur l'estomac. Pour Nothnagel et Rossbach, l'usage
prolongé « troublerait essentiellement la digestion ».
Gamper, au contraire, lui attribue un accroissement du
pouvoir digestif du suc gastrique. Enfin, le professeur
Hayem[1] note une action favorable sur la quantité et
la qualité du suc gastrique chez les hypopeptiques, une
action nulle chez les apeptiques; enfin, dans l'hyperpep-
sie, une évacuation rapide de l'estomac, avec bientôt
un affaiblissement de sa motilité. En somme, il nous
semble que l'influence de la strychnine sur la digestion,
qu'a pourtant consacrée la pratique de la plupart des
médecins, ne paraît pas encore résolue définitivement.

Du côté des organes génito-urinaires, on a noté
quelquefois de la rétention par spasme du sphincter. Il
n'y a pas augmentation de la quantité des urines.
Trousseau et Pidoux signalent des érections diurnes et
nocturnes chez l'homme et des phénomènes analogues
chez la femme.

Pour terminer cette étude de l'action physiologique
de la strychnine, nous dirons avec M. Soulier : «Excitant
général de tous les éléments, de toutes les fonctions or-
ganiques, telle nous apparaît dans l'état actuel de la
science la strychnine à dose non toxique[2]. »

Nous allons maintenant nous contenter d'énumérer

---

[1] Hayem, *Leçons de thérapeutique*, 4ᵉ série, 1893, p. 439.
[2] H. Soulier, *Traité de thérapeutique*, 1891.

les maladies dans lesquelles la strychnine a été administrée : paralysies, impuissance, spermatorrée, chorée,
paralysie agitante ; dyspepsies ; relâchement des sphinc-
ters, paralysie vésicale ou intestinale ; alcoolisme chro-
nique : enfin une foule d'autres maladies où elle a été
employée avec plus ou moins de succès. « Il y a lieu,
dit Manquat [1], de réserver son appréciation sur la valeur thérapeutique de la strychnine dans un grand
nombre d'états morbides. »

La strychnine peut se donner de toutes façons ; c'est
surtout en granules, sirops, en injection hypodermique
qu'elle a été administrée.

Les doses indiquées par les classiques sont de 1 mgr 50
à 10 milligrammes dose maxima par la bouche. Ré-
duire la dose de moitié par voie sous-cutanée.

En cas d'intoxication, on donnera un vomitif, puis
du tanin (25 fois la quantité de strychnine) ou du lait
non écrémé. — Si le poison est déjà absorbé, chloroforme ou éther en inhalations, précédé d'une injection
de morphine ou d'atropine. Respiration artificielle. —
Le meilleur antidote est le chloral à dose suffisante
pour amener l'engourdissement, jusqu'à 10 à 15 grammes et plus. Faire des injections intra-veineuses si c'est
nécessaire.

[1] A. Manquat, *Traité de thérapeutique*, 1900.

CHAPITRE III

LE CACODYLATE DE STRYCHNINE

1° **Préparation**

On introduit dans un ballon, contenant de l'alcool à 60 degrés, un mélange d'acide cacodylique et de strychnine dans la proportion de 2,43 de strychnine pour 1 d'acide cacodylique, et l'on porte à l'ébullition. — Evaporer à siccité. Faire passer sur le résidu un courant d'eau distillée pour enlever, s'il y a lieu, l'excès d'acide cacodylique plus soluble. Reprendre par l'alcool et faire cristalliser.

2° **Propriétés physiques et chimiques; composition.**

Le cacodylate de strychnine est une substance blanche donnant des solutions incolores, sans odeur et d'une amertume excessive et très franche. Après évaporation lente, elles laissent de beaux cristaux très nets.

Ce sel est peu soluble dans l'eau (1 pour 750), plus soluble dans l'alcool à 60 degrés (2 pour 100) très soluble dans la glycérine à chaud. Les solutions dans la

glycérine additionnées de deux fois leur volume d'eau
conservent le centième de leur poids de cacodylate de
strychnine. Il est nécessaire de bien stériliser ces solutions qui seraient facilement envahies par les champi-
gnons.

Le cacodylate de strychnine est une combinaison d'a-
cide cacodylique et de strychnine, tous deux corps mo-
novalents, par substitution d'une molécule de strychnine à un atome d'hydrogène de l'acide cacodylique.

$$\text{As O}{\Big\langle}{\overset{\displaystyle CH^3}{\underset{\displaystyle OH}{CH^3}}} \qquad\qquad C^{21}\,H^{22}\,Az^2\,O^2$$

Acide cacodylique.   Strychnine.

$$\text{As O}{\Big\langle}{\overset{\displaystyle CH^3}{\underset{\displaystyle OC^{21}\,H^{22}\,Az^2\,O^2}{CH^3}}} \qquad = AsO(CH^3)^2OC^{21}H^{22}Az^2O^2$$

Cacodylate de strychnine.

Il résulte des poids atomiques de la strychnine (334)
et de l'acide cacodylique (138), que ces deux corps de
même valence entrent en combinaison dans le rapport
de 2,43 pour 1 :

$$\frac{334}{138} = \frac{2,43}{1}$$

Ce sel est absolument neutre au tournesol.

3° **Mode d'administration et doses**.

On verra par la lecture de nos observations que
nous n'avons pas craint de donner de fortes doses de
cacodylate de strychnine. Et certainement si le temps

ne nous avait fait défaut serions-nous arrivé à des chiffres plus forts. Néanmoins, nous pouvons déjà dire :

1° Que la dose maxima a été de 35 milligrammes, sans que nous ayons vu le moindre phénomène toxique ;

2° Que les doses qui nous ont paru les plus favorables ont été de 20 à 30 milligrammes chez l'homme, de 10 à 20 chez la femme ;

3° Que toujours ces doses ont été bien supportées en procédant progressivement.

En définitive, voici ce que nous conseillons :

Commencer par une dose de 2 milligrammes. Porter rapidement (1 et même 2 milligrammes de plus chaque jour) cette quantité à 20 milligrammes (10 chez la femme). Faire varier les doses définitives entre 20 et 30 milligrammes (10 à 20 chez la femme), selon que les effets sont ou non obtenus. Un jour de repos par semaine. La médication pourra durer sans inconvénients pendant plusieurs mois.

Quant au mode d'administration, on verra plus loin les raisons pour lesquelles il nous a paru préférable d'employer la voie sous-cutanée. Nous ajouterons toutefois que M. le professeur Galtier ne voit aucun désavantage à administrer le médicament par la bouche, la strychnine n'ayant pas d'effet défavorable sur la muqueuse gastrique.

Si l'on adopte l'injection hypodermique, employer une solution ainsi composée :

Eau distillée . . . . 90 grammes.
Glycérine . . . . . . 10 —
Cacodylate de strychnine 1 gramme.

Faire dissoudre le sel dans la glycérine au bain marie; puis ajouter l'eau.

Chaque seringue de Pravaz contient 1 centigramme de cacodylate de strychnine; chacune de ses divisions correspondant à un demi-milligramme.

CHAPITRE IV

ACTION THÉRAPEUTIQUE DU CACODYLATE DE STRYCHNINE DANS LA TUBERCULOSE. — RÉSULTATS DU TRAITEMENT

L'action thérapeutique de la substance que nous venons d'étudier doit être attribuée à la strychnine bien plus qu'à l'acide cacodylique. L'acide cacodylique est, en effet, en faible quantité dans cette combinaison. Ainsi, à une dose moyenne de 0,020 de cacodylate de strychnine, il n'y a guère que 0,0058 d'acide cacodylique, alors que la dose thérapeutique indiquée par M. A. Gauthier, est de 0,05. Est-ce à dire que nous n'avons associé ce corps à la strychnine, que dans le seul but de sacrifier à la mode ? Loin de là. Nous pensons, au contraire, que l'arsenic, quelque faible que soit sa quantité, remplit un but utile. Et tandis que la strychnine, d'une part, met l'organisme en état d'accumuler ses moyens de défense, de son côté, le composé arsenical en empêche le gaspillage. L'arsenic étant indiqué, il était rationnel de l'employer sous la forme la plus assimilable, la moins dangereuse, telle, en un mot, qu'elle permît d'obtenir le maximum d'efficacité. Néanmoins, comme nous le disions plus haut, c'est la strychnine qui joue le rôle prépondérant, et c'est à elle qu'il faut vraisemblablement rapporter la très grosse part dans les résultats que nous constaterons au courant de cette étude.

Un mot maintenant sur la façon dont nous avons procédé.

Presque tous les malades que nous avons traités étaient dans le service de M. Lyonnet, qui avait bien voulu les mettre à notre disposition et nous guider de ses précieux conseils. Ils n'ont été soumis à la médication strychnée que quelques jours après leur entrée, de façon à bien pouvoir s'assurer des symptômes qu'ils présentaient.

Pendant toute la durée de leur traitement, aucun autre remède ne leur a été prescrit qui aurait pu voiler les effets obtenus. Il leur a été seulement permis de s'alimenter ou de se suralimenter à leur guise et selon leur appétit.

Nous avons adopté comme mode d'administration, la voie sous-cutanée qui avait pour nous le triple avantage : de ménager l'estomac, de nous assurer que la dose fixée était exactement prise, et qu'elle était totalement absorbée. Cette dose était donnée en une seule fois, le matin, par une injection pratiquée avec la seringue de Pravaz dans la région deltoïdienne.

Cette dose a sensiblement varié pendant la durée de nos observations. Au début, sous l'empire de l'effroi qu'inspiraient les grandes qualités de strychnine, nous avons cru sage de ne pas nous départir d'une certaine prudence, et trois de nos sujets (Obs. I, II et III) n'ont reçu pendant tout leur séjour à l'hôpital que 2 à 4 milligrammes. Plus tard, nous avons augmenté progressivement, mais rapidement ces doses, de façon à parvenir à 25 ou 30 milligrammes.

Nous avons donné jusqu'à 35 milligrammes sans qu'aucun phénomène toxique, aucune alerte même, pouvons-nous dire, ne soit survenue ; à moins que l'on appelle ainsi quelques crampes dans les muscles de l'avant-bras et de la main assez peu intenses d'ailleurs et de courte durée. Signalons encore, pour être à l'abri de tout reproche, qu'il s'est produit quelquefois une certaine induration disparaissant au bout de quelques heures.

Les injections de cacodylate de strychnine étaient interrompues par un jour de repos chaque semaine.

Toutes les semaines, le lundi, les malades ont été pesés. On a aussi apprécié avec le dynamomètre la progression de leurs forces. Tous ces chiffres ont été soigneusement enregistrés, et chaque fois on notait les modifications qu'ils avaient eux-mêmes remarquées ou que nous constations.

Pour quelques-uns d'entre eux, nous avons pu utiliser les ressources de la nouvelle séro-réaction de MM. Arloing et P. Courmont. M. P. Courmont, qui a dirigé le début de nos expériences et à qui nous sommes heureux de témoigner ici notre vive reconnaissance, a bien voulu faire lui-même le séro-diagnostic de deux de nos malades au début et à la fin du traitement (Obs. IV et VI). Nous ne pouvons que regretter de n'avoir pu employer dans toutes nos observations ce précieux moyen de contrôle.

Enfin, au moment de leur départ de l'hôpital, où le jour où nous avons été obligé de clore leurs observa-

tions, les malades ont été examinés et auscultés avec
un soin particulier.

La durée du traitement a oscillé entre un et trois
mois. Il eût été sans doute intéressant de suivre ces
sujets pendant une période beaucoup plus longue pour
une affection telle que la tuberculose, mais on nous
excusera si l'on veut songer aux impossibilités maté-
rielles qui s'y opposaient. D'ailleurs, nous estimons
que les résultats obtenus pendant ce laps de temps
permettent d'apprécier la méthode et de voir ce que
l'on est en droit d'attendre de ce traitement longtemps
poursuivi.

Avant d'entreprendre l'exposé des résultats de nos
observations, nous désirerions nous appesantir quelque
peu sur les doses considérables de sel de strychnine
que nous avons injectées. Les chiffres cités plus haut
étonneront sans doute les praticiens habitués aux
doses classiques. Arnozan[1] ne fixe-t-il pas la dose mortelle à 2-3 centigrammes par la bouche et à 1/2-1 centigramme par la voie hypodermique. Ce même auteur
prétend que l'on obtient du trismus après quatre jours
d'administration de demi-milligramme. Cette opinion
d'Arnozan est à peu près celle de tous les auteurs classiques. Ce qui précède prouve au moins que la toxicité
de la strychnine est moins élevée qu'on ne croit; que si
elle a pu provoquer la mort à faibles doses, c'est dans
des cas bien exceptionnels et tenant plutôt à une sus-
ceptibilité toute spéciale du malade. M. le professeur
Soulier pensait bien aussi qu'on s'exagérait la toxicité

---

[1] Arnozan, *Précis de thérapeutique.* tome II. p. 446.

de cette substance quand il disait : « On peut se demander si nous ne péchons pas par excès de défiance à l'égard de la strychnine [1]. »

Nous allons maintenant exposer les résultats que nous avons constatés et enregistrés dans nos observations.

Le bon fonctionnement de l'estomac est une question capitale pour le phtisique. « On peut dire sans être taxé d'exagération, pense Gaston Lyon, que le pronostic de la tuberculose pulmonaire dépend en grande partie de l'état des voies digestives et qu'un tuberculeux qui peut s'alimenter, qui assimile les aliments ingérés, a de grandes chances de guérison; en tous cas, guérissent ceux-là seuls qui peuvent lutter contre l'invasion bacillaire par une alimentation convenable »[2]. « Entourez de soins pieux l'estomac du tuberculeux », dit à son tour le professeur Peter. Et Grancher : « L'alimentation est le premier facteur de la sclérose curative. » Eh bien ! c'est précisément cette anorexie bacillaire si fréquemment rebelle que la strychnine était destinée à combattre. Et de fait, ce qui nous a le plus frappé au cours de nos observations, c'est l'augmentation de l'appétit, et cela dans des proportions souvent très remarquables.

La plupart de nos malades sont arrivés à l'hôpital dans un état d'anorexie complet. Ce symptôme a le plus généralement disparu au bout de quelques jours de traitement. Et l'appétit s'est ensuite progressivement

---

[1] H. Soulier, *Traité de thérapeutique*, 1891.
[2] G. Lyon, *Traité clinique de thérapeutique.*

accru pour atteindre la plupart du temps un degré qui
n'existait pas même avant la maladie. Et que l'on ne
nous objecte pas que c'est au repos, à une nourriture
plus soignée, plus abondante, qu'il faut attribuer ce
résultat. A cela nous pourrions répondre, entre autres
arguments, que tous les malades sans exception que
nous avons pu observer à l'hôpital environ quinze jours
après la fin du traitement avaient maigri et que leur
état général s'était affaibli (Obs. IV, VIII, IX, X).

Ce retour de l'appétit s'est accompagné, ce que l'on
pouvait prévoir, d'une amélioration des digestions.
Nous l'avons constaté souvent : ainsi voilà un malade
(Obs. I) qui ne peut plus manger, qui s'abstient même
de prendre des aliments le soir, parce que, dit-il, il sait
que son repas va lui causer des malaises, qu'il sera
obligé de le rendre, et que cela l'empêche de dormir et
le fatigue beaucoup. Après deux semaines de traitement, ces troubles s'amendent et disparaissent.

Conséquence obligée de cette amélioration de l'appétit et des digestions, tous nos bacillaires ont augmenté
de poids. A eux seuls, ces chiffres croissants seraient la
preuve de ce que nous disions plus haut, puisqu'ils sont
en quelque sorte la consécration officielle de l'amélioration des fonctions digestives. La rapidité de l'engraissement a varié, est-il besoin de le dire, avec nos malades suivant la gravité de leurs lésions. Bien rarement
avons-nous remarqué une amélioration chez ces tuberculeux de la 3e période qui encombrent les hôpitaux et
que nous traitions par humanité plutôt que dans l'es-
poir d'une guérison et même d'une amélioration. Et
cependant, nous avons dans un de ces cas (Obs. VII)

obtenu des résultats inespérés et qui représentent un de nos plus beaux succès. C'est un tuberculeux dont les poumons présentaient des cavernes aux deux sommets en avant, et, en arrière, un foyer d'induration à droite : grâce à des doses considérables de cacodylate de strychnine qui ont constitué son seul traitement, cet homme est sorti après un mois et demi avec une augmentation de 6200 grammes. Les poids de nos malades ayant été pris régulièrement toutes les semaines, il est facile de contrôler le rapport qu'il y a entre eux et la quantité de strychnine injectée. Nous ne voyons pas d'exemple plus probant que celui de l'observation IV qui n'a engraissé que de 1300 grammes dans le premier mois où le traitement était très faible et qui a pris rapidement 6100 grammes avec une médication plus énergique. On trouvera des faits semblables dans un grand nombre d'observations.

On remarquera, en même temps, que les malades se réjouissent de sentir leurs forces revenir et s'accuser de plus en plus. Mais nous avons pensé que cette constatation faite par les sujets eux-mêmes était insuffisante, et nous avons contrôlé leurs dires au moyen du dynamomètre. Le malade s'est servi du même instrument, serré de la même main, et dans cette opération se trouvait dans la même position (Ce qui n'est pas négligeable, ainsi que nous nous en sommes assurés, les chiffres pouvant varier beaucoup chez un même sujet alors qu'il est assis, debout ou couché). Toutes causes d'erreur ainsi écartées, le dynamomètre a accusé une augmentation croissante du nombre des kilogrammes dont on pourra voir le détail dans nos expériences.

D'une façon générale, l'ensemble des symptômes présentés par les malades à leur entrée s'est amélioré. Ainsi la dyspnée a souvent disparu. Chez l'un d'entre eux dont l'oppression constituait un des phénomènes les plus pénibles, elle a cédé radicalement à des doses rapidement élevées. Il en a été de même de la toux et de l'expectoration : souvent la toux est devenue moins fréquente, se réduisant à quelques quintes le matin. Les crachats sont devenus moins purulents. Mais d'une façon générale, la rétrocession de tous ces symptômes a été beaucoup moins constante, et quelquefois le traitement est resté sans effet.

Les sueurs nous ont paru peu influencées. Nous en dirons autant de la température. Il est même juste d'avouer que dans quelques cas il y a eu une légère élévation. Tenait-elle à l'influence du médicament ou à une poussée que celui-ci n'avait pu enrayer? D'ailleurs nous nous sommes peu attaché à étudier les modifications de la courbe thermique, car nous nous doutions déjà *a priori* que la strychnine aurait peu de prise sur elle.

Enfin, pour en terminer, nous dirons que jamais le cacodylate de strychnine, malgré les doses considérables que nous avons injectées, n'a provoqué de l'albuminurie. Il ne semble même pas que celle-ci soit une contre-indication. Du moins, sur le seul sujet albuminurique que nous avons traité, n'avons-nous eu aucun accident ni incident.

Un point intéressant à rechercher aurait été le suivant : Quels sont les rapports entre l'amélioration des malades et les variations du pouvoir agglutinant de leurs sérums sanguins.

On sait, en effet, que pour certains auteurs la réaction agglutinante du sérum paraît être liée aux propriétés défensives de l'organisme. Par exemple, dans la fièvre typhoïde, M. Paul Courmont a démontré [1] que, d'une façon générale, le pouvoir agglutinant présente son maximum d'élévation au moment où s'accuse la guérison, et qu'au contraire dans la plupart des formes très graves, mortelles, le pouvoir agglutinant ne présente pas la même marche, s'élève moins haut et peut même manquer complètement.

De même, dans la tuberculose, MM. Arloing et P. Courmont ont montré [2] que la séro-réaction est d'ordinaire plus élevée et plus forte que dans les cas de tuberculose bénigne que dans les cas de granulie ou chez les phtisiques avancés.

D'autre part, M. Arloing a vu que certains produits injectés aux animaux (créosote, sublimé, etc.) donnent au sérum de ces animaux un certain pouvoir agglutinant sur le bacille de Koch.

Par conséquent, deux questions se posent chez nos malades : 1° le pouvoir agglutinant du sérum augmente-t-il à mesure que les malades s'améliorent ; 2° si cette augmentation est constatée, tient-elle seulement à l'amélioration des malades de quelque cause que soit celle-ci ou tient-elle simplement à l'injection de substances chimiques telles que le cacodylate de strychnine.

[1] Paul Courmont, *Séro-pronostic de la fièvre typhoïde* (Thèse de Lyon, 1897.

[2] Arloing et P. Courmont, *Le séro-diagnostic de la tuberculose*, 1900.

Nous n'avons malheureusement que deux observations dans lesquelles la recherche de la séro-réaction ait été faite avant et après le traitement : ce sont les observations IV et VI où le pouvoir agglutinant recherché dans des conditions rigoureuses par le même observateur fut nettement beaucoup plus élevé au bout de quelque temps de traitement et alors que les malades étaient très sérieusement améliorés. Nous ne pouvons dire si cette augmentation du pouvoir agglutinant tient à l'une ou à l'autre des causes que nous invoquions tout à l'heure ou mieux probablement aux deux réunies. En tous cas, le fait de l'augmentation considérable du pouvoir agglutinant coïncidant avec nos essais de traitement et une amélioration notable du malade est un fait intéressant à rapporter. Ils rentrent dans l'ensemble des faits généraux apportés soit à propos de la tuberculose, soit à propos de la fièvre typhoïde par MM. Arloing et P. Courmont.

Si, maintenant, nous passons à l'étude des signes d'auscultation, il nous est beaucoup plus difficile d'être concluant. On ne pouvait guère espérer, il est vrai, en un laps de temps aussi court, constater une guérison des lésions pulmonaires Peut-être si nous avions pu continuer longtemps le traitement, aurions-nous assisté à la crétification des tubercules comme le professeur Galtier l'a trouvé dans les autopsies des animaux qu'il avait mis en expérience. Mais, enfin, chez la plupart de nos malades, chez ceux dont le traitement a été suffisamment poursuivi, nous avons remarqué une certaine amélioration des phénomènes sthétoscopiques, variable bien entendu avec le degré de leurs lésions et aussi avec la durée et l'intensité de la médication. Et nous pensons que l'on peut prétendre avec un traitement convenablement prolongé à une guérison complète, surtout si l'on y joint les ressources de l'hygiène et de la thérapeutique actuelle.

Comment expliquer maintenant l'action thérapeutique du cacodylate de strychnine?

Ici, nous voilà plus embarrassé. D'après ce que nous avons dit dans notre chapitre II, sur la strychnine, on peut voir combien les auteurs diffèrent d'opinion à ce sujet; les uns niant presque son efficacité, les autres ne s'accordant pas sur l'interprétation des résultats obtenus. C'est surtout à propos de son influence sur les fonctions digestives que cette divergence frappe le praticien, et l'on conçoit que cette question soit pour nous capitale, puisqu'elle constitue le fait essentiel de la cure de la tuberculose que nous préconisons.

Nous ne sommes pas autorisé, jeune débutant dans l'art de guérir, à entrer dans la lice et nous ne pouvons que déposer les résultats que nous avons obtenus. Cependant il nous semble que les médecins redoutent trop l'emploi de cette substance et que c'est peut-être à cet excès de prudence qu'il faut demander l'explication de bien des insuccès.

Pour nous, la strychnine est un médicament héroïque et qui rendrait des services inespérés si l'on se décidait à l'employer à bonnes doses. Sans doute, nous n'avons pu envisager ici son action que dans la tuberculose pour ne pas trop étendre ce travail, mais dans les cas où il nous a été donné de l'expérimenter, anémies, neurasthénie, frigidité génitale, anorexies de diverses causes, il s'est montré au moins un adjuvant très utile.

Quant à la façon dont cet alcaloïde produit ses effets, nous ne chercherons pas à entrer dans de longues discussions. Il nous semble probable qu'il s'agit comme un tonique de tous les organes et de tous les appareils, comme un excitant de la nutrition. Augmentation des sécrétions gastriques et intestinales, se traduisant par le développement de l'appétit ; contractilité plus grande des fibres lisses de ces organes amenant une digestion plus complète, par suite une assimilation plus parfaite ; et comme conséquence, augmentation de la quantité des matériaux qui permettront à l'organisme de lutter avec plus d'efficacité et vraisemblablement avec des chances de succès contre l'action affaiblissante du bacille tuberculeux : telle nous paraît être en quelques mots l'interprétation de nos expériences.

OBSERVATIONS

Observation I

Jules T..., malletier, vingt-sept ans, entre dans le service de M. Lyonnet le 2 août 1901.

Hérédité tuberculeuse.

Chorée à onze ans. A vingt-trois ans chute dans le Rhône : bronchite consécutive qui l'empêche de travailler pendant six mois. Bien soigné et guéri, il ne se serait ressenti de rien jusqu'en septembre 1900, époque à laquelle sous l'influence de quelques excès de boissons, il serait retombé malade. Son état s'est aggravé depuis le mois de juin à la suite d'une imprudence.

Actuellement. — Amaigrissement considérable. Son poids habituel de 64 kilogrammes est tombé à 57. Il se plaint de douleurs dans le sommet droit en avant. Expectoration muco-purulente. Il avait des hémoptysies qui ont cessé depuis huit jours. Un peu de dyspnée d'effort. Peu de sueurs.

A l'inspection. — Légère dépression sus-claviculaire du côté droit..

A la palpation. — Exagération des vibrations en arrière des deux côtés.

A la percussion. — A droite : sommet en arrière, matité étendue jusqu'à l'angle inférieur de l'omoplate ; sommet en avant, matité jusqu'au creux claviculaire A gauche : submatité au sommet en arrière. Petit foyer de matité en avant au niveau du deuxième espace. Les bases sont bien sonores.

A l'auscultation. — A droite, en arrière et au sommet, râles sous-crépitants avec expiration soufflante sans râles. Rien en avant, sinon un peu d'obscurité au sommet. A gauche, obscurité respiratoire au sommet en arrière. Au niveau du deuxième espace en avant, foyer de râles humides.

Le cœur est normal, les bruits bien frappés.

Langue normale. Anoxerie. Le peu d'aliments que prend le malade le fatigue. Le ventre est un peu tendu, assez sensible à la pression, surtout dans la fosse iliaque droite. Constipation habituelle avec débâcles de diarrhée.

Urines claires et abondantes. Pas d'albumine. T. $= 38,1$.

En résumé : *tuberculose des deux sommets, foyer récent à gauche.* Forme lente apyrétique, assez bon état général.

Nous commençons le traitement par le cacodylate de strychnine le 6 août, par l'injection de 1/2 milligramme ; le 7 et le 8, 1 mgr ; du 9 au 23, 2 mgr ; du 24 août au 3 septembre, 3 mgr ; du 4 septembre au 10, date de la sortie, 4 mgr.

Voici ce que nous observons pendant cette période .

12 août. — Poids 57.750.

19 août. — Poids 57.850. Un peu plus d'appétit, mais le malade redoute de manger à sa faim le soir, dans la crainte que les aliments ne le fatiguent. Plus de douleurs dans le sommet. Diminution de la toux et de la dyspnée.

27 août. — Poids 58.100. Le malade a meilleur aspect ; il digère parfaitement. Les forces reviennent.

2 septembre. — Poids 59.500. Très bon appétit. Le malade se sent bien dispos. Presque plus de toux. La dyspnée a disparu. La digestion se fait toujours bien.

10 septembre. — Poids 61.100. État général excellent, le malade d'ailleurs très satisfait, a la meilleure apparence. L'anorexie presque absolue qu'il avait à l'entrée a fait place à un appétit remarquable. Les digestions qui le préoccu-

paient beaucoup se font facilement. Pendant le traitement strychné il a augmenté de 3900 grammes.

A l'examen de sortie :

A droite, en arrière, très légers craquements secs dans la fosse sous-épineuse ; quelques craquements humides dans la fosse sus-épineuse. Rien en avant, ni à la base.

A gauche, en arrière, rien. En avant, quelques râles humides au-dessous de la clavicule. Rien à la base.

La température d'ailleurs peu élevée n'a pas été modifiée.

OBSERVATION II

François P..., âgé de trente-six ans, robinettier, entre à l'hôpital Saint-Pothin, dans le service de M. Lyonnet, le 2 août 1901.

Antécédents héréditaires. — Père mort paralysé. Mère morte à cinquante-trois ans d'affection indéterminée. Marié, cinq enfants, dont deux morts de phtisie. Deux enfants morts-nés qui n'étaient pas à terme.

Antécédents personnels. — Très bonne santé antérieure. On ne relève qu'une gastrite guérie parfaitement. Éthylisme pendant sept à huit ans.

Début de la maladie actuelle il y a dix mois, par toux, frissons, perte de l'appétit, points de côté. Le malade se soigna mal au début, continua à travailler (poussières de cuivre) et ne cessa qu'il y a environ huit jours.

Actuellement. — Toux, expectoration abondante muco-purulente ; amaigrissement de 7 kilogrammes, perte de l'appétit ; sueurs nocturnes, jamais d'hémoptysies ; vomissements, pas de diarrhée ni de constipation.

A la palpation. — A droite, en arrière, vibrations diminuées au sommet, conservées à la base. A gauche, en arrière, vibrations diminuées au sommet.

A la percussion. — A droite, en arrière, matité complète dans la fosse sus-épineuse, submatité dans la fosse sous-épineuse, sonorité à la base. En avant, submatité sous la clavicule. A gauche, en arrière, matité dans la fosse sus-épineuse moins marquée que du côté droit, submatité dans la fosse sous-épineuse, sonorité à la base. En avant, légère submatité sous la clavicule.

A l'auscultation. — A droite, en arrière, respiration obscure au sommet, avec, après les quintes de toux, de nombreux craquements humides ; à la base, obscurité respiratoire avec quelques râles sonores disséminés. En avant, sous la clavicule, on entend de nombreux craquements humides, plus abondants encore après les secousses de toux. A gauche, en arrière, obscurité respiratoire au sommet avec expiration soufflante, sans râles. En avant, quelques sibilances.

Température : 37°8. Urines : pas d'albumine. Poids : 55 kilogrammes.

En résumé : Induration du sommet gauche. Début de ramollissement du sommet droit ; induration des deux tiers inférieurs du côté droit.

Début du traitement strychné, le 8 août, par 1 mgr.

Les 9, 10, 11, 12, 13, 14, 15, 16, 17, 18, 19, 20, 21, 22, 23 août, 2 mgr. ; les 24, 25, 26, 27 août, 3 mgr. ; les 27, 28, 29, 30 août, 4 mgr.

Nous avons observé dans cette période :

12 août. — Poids : 56,150. Augmentation de l'appétit.

19 août. — Poids : 56,500.

26 août. — Poids : 56,850.

30 août. — Le malade quitte le service.

Etat général très amélioré au dire du malade qui ne se plaint plus d'aucun trouble fonctionnel. Appétit et digestion excellente. Pas de vomissements. Toux très rare ; expecto-ration plutôt muqueuse. Les sueurs complètement dispa-rues. Poids : 57,100. Il a pris 3 kg. 100 depuis son entrée. Signes pulmonaires : A droite, en arrière, au sommet, râles sous-crépitants ; à la partie moyenne, respiration obscure sans râles. En avant, quelques craquements humides sous la clavicule. A gauche, on note simplement un peu d'obscurité en arrière au sommet; rien ailleurs.

Observation III

Adolphe M.-G..., âgé de quarante-huit ans, comptable, entre à Saint-Pothin, salle Saint-Pierre, dans le service de M. Lyonnet, le 15 juillet 1901.

Pas d'*antécédents héréditaires*.

Antécédents personnels. — Le malade est resté trois ans au Sénégal où il a contracté la malaria. Récemment, une dysenterie qui a duré onze mois et l'a anémié fortement. C'est un gros alcoolique, il est resté dix-huit ans voyageur en liquides et spiritueux.

Début de la maladie. — Au mois de février, par des hémoptysies très abondantes ; elles ont actuellement disparu depuis huit jours. Toux assez fréquente ; crachats muqueux avec de gros îlots purulents. Quelques sueurs. La face est habituellement congestionnée. Dyspnée à la suite d'une fatigue ou d'une émotion. Très peu d'appétit ; la digestion se fait facilement. Le malade pèse 68 kg. 5oo au lieu de 78 kilogrammes, son poids normal.

A l'inspection. — Rien de particulier.

A la palpation. — Vibrations exagérées au sommet droit, surtout en arrière.

A la percussion. — A droite, submatité en arrière, dans la fosse sus-épineuse et, en avant, dans le creux sus- et sous-claviculaire. Rien à gauche.

A l'auscultation. — Au poumon droit, en arrière et au sommet, obscurité respiratoire, inspiration rude, expiration prolongée, râles sous-crépitants. En avant, au sommet, respiration un peu obscure dans les creux sus- et sous-claviculaires, sans râles. Les bases et le sommet gauche sont normaux.

Cœur : Premier bruit un peu prolongé. Constipation habituelle. Foie un peu volumineux. Pas d'albumine. Température : 37°5.

Commencement des injections, le 8 août, par 1 milligramme de cacodylate de strychnine.

Les 9, 10, 11, 12, 13, 14, 15, 16, 17, 18, 19, 20, 21, 22, 23 août, 2 mgr; les 24, 25, 26, 27, 28, 29, 30, 31 août et 2 septembre, 3 mgr.

Pendant cette période, nous observons :

12 août. — Poids 68 kg. 650.

19 août. — Poids 69 kg. 850. Augmentation considérable de l'appétit. Presque plus de toux. Plus de sueurs.

27 août. — Poide 70 kg. 850.

2 septembre. — Poids 72 kg. 300. Appétit de plus en plus intense. Le malade sort le lendemain, très amélioré sous tous les rapports. Son poids a augmenté de 3800 grammes en moins d'un mois. Les symptômes fonctionnels ont à peu près disparu. Quant aux signes physiques, l'auscultation a donné : respiration un peu rude encore en arrière et au sommet droit, pas de râles.

Observation IV

François L..., âgé de dix-sept ans, papetier, entre le 5 août 1901, dans le service de M. Lyonnet, à Saint-Pothin (salle Saint-Pierre).

Antécédents héréditaires. — Père et mère bien portants. Mère morte d'affection indéterminée. Sur quatre frères ou sœurs, un est mort de méningite, un autre de néphrite, les deux autres se portent bien.

Antécédents personnels. — A huit ans, pleurésie gauche. Le malade se plaint de tousser chaque hiver.

Début de l'affection actuelle, en janvier 1901, par une toux sèche suivie bientôt d'une abondante expectoration muqueuse; lassitude, perte des forces et de l'appétit, amaigrissement progressif : le tout s'exagère à ce point, qu'à partir du mois de mai, le malade doit cesser toute occupation et rester au repos. Pas d'hémoptysies, ni de point de côté.

Actuellement. — Toux, expectoration, dyspnée légère par moment. Amaigrissement. Sueurs nocturnes. Perte de l'appétit. Rougeur des pommettes.

A l'inspection. — Scoliose dorsale à convexité droite

A la palpation. — Les vibrations ne sont pas modifiées.

A la percussion. — A droite, matité en arrière au sommet.

A l'auscultation. — A gauche, en arrière, expiration soufflante au sommet; en avant, respiration très nettement saccadée. A droite, en arrière, respiration soufflante au sommet; en avant, expiration soufflante sous la clavicule, petits craquements humides à la partie moyenne et respiration saccadée au-dessous.

Température : 38,2, le soir. Pas d'albumine dans les urines. Poids : 53,900.

M. Paul Courmont qui remplaçait, à cette époque, M. Lyonnet dans le service, a bien voulu faire la séro-réaction du sang de notre malade, dont voici le résultat : *agglutination faible à 1 pour 5*.

La médication cacodylo-strychnée est commencée le 8 août :

Du 9 au 26 août, 2 mgr; du 26 août au 3 septembre, 3 mgr.; du 3 au 9 septembre, 4 mgr.; les 10, 11, 12, 5 mgr.; les 13 et 14, 6 mgr.; les 16, 17, 18, 7 mgr.; les 19, 20, 21, 8 mgr.; les 23, 24, 25, 26, 27, 28, 2 mgr.; les 30 septembre et 1er octobre, 10 mgr; les 2, 3, 4, 11 mgr.; les 5, 6, 8, 9, 12 mgr.; le 10, 13 mgr.; les 11, 12, 14 mgr.; les 14, 15, 15 mgr.; le 16, 16 mgr.; le 17, 17 mgr.; le 18, 18 mgr.; le 19, 19 mgr.; le 21, 20 mgr.; le 22, 22 mgr.; le 23, 24 mgr.; le 24, 26 mgr.; le 25, 28 mgr.; le 26, 30 mgr.; le 28, 30 mgr.

Pendant cette longue période, les résultats notés chaque semaine ont été les suivants :

19 août. — Pendant cette semaine, le malade est soumis, en outre, à la créosote et au repos complet. Etat stationnaire. Poids : 54,350.

26 août. — Poids : 55,100, l'appétit est meilleur,

2 septembre — Poids : 55,100.

9 septembre. — Poids : 55,700. Le dynamomètre accuse 31 kilogrammes.

16 septembre. — Poids : 57 kilogrammes. Le malade a bon appétit, mais ne peut manger la viande. Il tousse toujours beaucoup. Les sueurs ont disparu complètement. Peu d'oppression. Au dynamomètre : 31.

23 septembre. — Poids : 58.200. Au dynamomètre : 32.

30 septembre. — Poids : 59.600. Au dynamomètre : 34. Bon appétit. Toux variable selon les jours, et surtout selon le repos qu'observe le malade; semble diminuer un peu.

15 octobre. — Poids : 59. Au dynamomètre : 34. La toux s'améliore; les crachats sont plus muqueux. Plus d'oppression.

21 octobre. — Poids : 60,100. Au dynamomètre : 40. L'amélioration de l'état général persiste et s'améliore de jour en jour. Appétit excellent. A part la toux qui persiste encore le matin, quoique moins fatigante, le malade est très satisfait de son état.

28 octobre. — Poids : 61,200. Au dynamomètre : 41.

Le traitement est terminé à ce moment. Nous laissons un malade très amélioré. Son poids a augmenté de 7400 grammes en deux mois et demi. On remarquera que, sur ce chiffre, 1300 grammes seulement reviennent au mois de septembre, où les doses étaient très faibles.

La température a été peu influencée, la courbe thermique est cependant plus basse.

L'auscultation pratiquée le 28 octobre, nous a donné des signes qui paraissent avoir été assez peu modifiés depuis le début : la respiration est toujours soufflante et saccadée aux deux sommets ; quelques râles de bronchite à droite ; peu de râles sous-crépitants, et qui ne s'entendent qu'en faisant tousser le sujet.

Le *séro-diagnostic* a été pratiqué le 24 octobre, par M. Paul Courmont, qui nous a donné la note suivante : *Séro-diagnostic positif : agglutination à 1 pour 10, c'est-à-dire bien plus forte que le 24 août, où le sérum du même malade n'agglutinait que faiblement 1 pour 5. Le séro-*diagnostic est donc très concluant et cadre bien avec l'état florissant du sujet.

Nous avons eu l'occasion de revoir ce malade le 11 novembre, c'est-à-dire quinze jours après la cessation du traitement. Son poids était tombé à 60.800.

Observation V

Marie M..., vingt-quatre ans, ménagère, entre le 10 septembre 1901 à Sainte-Marthe (Saint-Pothin) dans le service de M. J. Courmont.

Pas d'*antécédents héréditaires* ni *personnels* au point de vue bacillaire.

Actuellement. — Les digestions se font mal ; anorexie marquée, vomissements fréquents, sonorité stomacale accrue, clapotement net, ni constipation ni diarrhée. Le malade tousse peu, parfois des quintes, pas d'expectoration. Pouls régulier. Céphalées ; caractère irritable, sentiment continuel de lassitude. Sensibilité ovarienne très accrue. Température du soir : 38°3.

En raison des signes précédents, le diagnostic avait été fait d'hystéro-neurasthénie.

Le 5 octobre, la malade qui se plaint depuis une quinzaine de jours de tousser beaucoup est examinée au point de vue de la tuberculose. Et l'on note :

A la palpation. — Exagération des vibrations aux deux sommets.

A la percussion. — Submatité des deux sommets, surtout à gauche en arrière.

A l'auscultation. — Respiration rude, granuleuse, avec expiration nettement saccadée, se faisant en deux temps, quelques râles, surtout dans la fosse sous-épineuse des deux côtés également. Retentissement de la toux et de la voix. Bronchophonie.

L'examen des crachats pratiqué à la Faculté le 12 octobre a montré de nombreux bacilles de Koch.

Le traitement au cacodylate de strychnine est commencé le 16 septembre :

Le 16, 2 mgr; le 17, 18, **3** mgr; le 19, **4** mgr; les 20, 21, **5** mgr; les 23, 24, **6** mgr; suspension des injections pendant cinq jours; le 30 septembre, les 1er, 2, 3 octobre, **7** mgr; les 4, 5, 7, 8, 9, 10, 11, 12, 14, 15, 16, 17, 18, 19, 21, 22, 23, 24, 25, 26 octobre, **8** mgr.

Voici ce que l'on a observé pendant ce temps :

Jusqu'au 1er octobre rien de bien spécial à noter, si ce n'est que la malade supportait mal la strychnine qui a été suspendue quelques jours. Poids : 53,050.

5 octobre. — La malade se plaint toujours de ses quintes de toux, la température est légèrement fébrile, les forces ne reviennent pas. L'appétit est cependant meilleur, les douleurs gastriques beaucoup moins fréquentes et pénibles.

14 octobre. — Poids : 54,650.

19 octobre. — Poids : 56,300.

26 octobre. — L'état de la malade semble s'améliorer. La toux a diminué ces jours précédents. Appétit meilleur. Selles normales, régulières. L'examen des poumons a donné : des deux côtés la respiration est rude, soufflante, saccadée particulièrement à gauche dans la fosse sous-épineuse, mais on ne perçoit pas de râles; à droite, il y en a quelques-uns principalement dans les efforts de toux. Ces râles sont humides, de petit volume, inspiratoires. A la

base droite, un peu d'obscurité respiratoire sans souffle ni râles.

Nous avons cessé le traitement le 28 octobre, car de nouveaux symptômes faisaient prévoir une dothiénentérie et, en effet, la séro-réaction se montra positive.

Observation VI

Michel T.., trente ans, plombier, entre le 5 août 1901 à Saint-Pothin, dans le service de M. Lyonnet, salle Saint-Pierre.

Pas d'*antécédents héréditaires*.

Antécédents personnels. — Aucune maladie antérieure. Alcoolisme.

La maladie actuelle *a débuté* il y a cinq ans, à la suite d'un travail sous la neige par une extinction de voix qui a duré huit jours. Puis le malade s'est mis à tousser ; cette toux est allée s'accentuant jusqu'à ce jour avec des rémittences l'été. Jamais d'hémoptysie.

État actuel. — Toux peu fréquente. Expectoration peu abondante, muco-purulente, d'une odeur fade, peu agréable. Pas d'hémoptysie. L'apyrexie est habituelle. Le sujet insiste beaucoup sur l'oppression qui lui est particulièrement pénible ; c'est elle qui l'a obligé à cesser tout travail depuis un an ; elle s'exagère à la suite du moindre mouvement. Il y a déjà trois ou quatre ans que le malade dit avoir perdu tout appétit. Poids : 46.800 au lieu de 61 qu'il avait avant sa maladie.

Inspection. — Dépressions sus- et sous-claviculaires très accentuées. Dépression costale au niveau des dernières fausses côtes à gauche comme à la suite d'une pleurésie (que le malade nie d'ailleurs).

Palpation. — Pas d'exagération des vibrations vocales.

Percussion. — Matité au sommet gauche; submatité dans tout le reste du poumon. Submatité au sommet droit.

Auscultation. — Poumon gauche, en arrière et en avant dans toute l'étendue du poumon, mais marqués surtout au sommet, râles sous-crépitants mêlés d'une façon intermittente de quelques sibilances. Poumon droit, obscurité respiratoire au sommet ; respiration supplémentaire au-dessous.

En résumé. — *Ramollissement de presque tout le poumon gauche, surtout marqué au sommet. Induration du sommet droit.*

Langue saburrale. Estomac très dilaté ; le malade se plaint beaucoup d'une sensation de pesanteur après les repas. Pas de constipation ; le ventre est souple, mais douleur à la pression au-dessus du milieu d'une ligne qui s'étendrait de l'épine iliaque antéro-supérieure à l'épine du pubis à gauche.

Pas d'albumine dans les urines.

Traitement au cacodylate de strychnine le 8 août, par 1 mgr. Du 9 au 24 août, 2 mgr. ; du 25 août au 4 septembre, 4 mgr. ; du 4 au 9, 5 mgr. ; les 10, 11, 12, 6 mgr. ; les 13, 14, 6 mgr. ; les 16, 17, 18, 7 mgr. ; les 19, 20, 21, 8 mgr. ; les 23, 24, 25, 26, 27, 28, 9 mgr. ; le 30 septembre et le 1er octobre. 10 mgr. ; les 2, 3, 4, 11 mgr. ; les 5, 6, 12 mgr. ; les 8, 9, 10, 12 mgr. ; les 11, 12, 13 mgr. ; les 14, 15, 15 mgr. ; le 16, 16 mgr. ; le 17, 17 mgr. ; le 18, 18 mgr. ; le 19, 19 mgr. ; le 20, 20 mgr. ; le 21, 21 mgr. ; le 22, 22 mgr. ; le 23, 24 mgr. ; le 24, 26 mgr. ; le 25, 28 mgr. ; le 26, 30 mgr. ; le 28, 30 mgr.

Voici ce que l'on a observé durant cette période :

16 août. — Pas de changements. Poids : 45,800. Viande crue : 160 grammes.

19 août. — Poids : 45.

26 août. — Poids : 45,200. L'oppression est toujours la même.

2 septembre. — Poids ; 45,350.

9 septembre. — Poids : 45,600.

16 septembre. — Poids : 46,250. L'appétit semble enfin revenir. La température se maintient autour de la

normale. La toux et surtout l'oppression persistent. Les pesanteurs que le malade accusait à son entrée ont complètement disparu. Le dynamomètre indique 43 kilogrammes.

23 septembre. — Poids : 46,200. Dynamomètre : 43.

30 septembre. — Poids : 47,350. Dynamomètre : 48. Appétit bien augmenté. Toux diminue, oppression persiste.

15 octobre. — Poids : 47,700. Dynamomètre : 49. Etat à peu près stationnaire. L'appétit se maintient bon. Un point de côté est survenu ces jours.

22 octobre. — Poids : 48,500. Dynamomètre : 51. Le point de côté a disparu. L'oppression a sensiblement diminué depuis quelque temps. Excellent appétit.

28 octobre. — Poids : 49,900. Dynamomètre : 53. L'appétit est devenu très intense. L'oppression a à peu près disparu. Il tousse encore ; les crachats sont peu abondants. Le cœur est bien régulier.

Départ du malade. Bien que son poids n'ait pas augmenté bien sensiblement (4 kg. 900 depuis le 19 août), il nous a semblé que la plupart des symptômes fonctionnels, dont quelques-uns fort pénibles, s'étaient bien améliorés.

A l'examen des poumons. — A gauche : matité en avant et surtout en arrière au sommet ; craquements humides. A la partie moyenne, on entend aussi quelquefois des râles sous-crépitants pendant la toux. A droite : un peu de submatité ; respiration obscure, mais pas de râles en arrière et au sommet.

M. Paul Courmont, avec sa complaisance habituelle, a fait le séro-diagnostic avant et après le traitement et nous a communiqué la note suivante : *Agglutination très forte, nette à 1/15, c'est-à-dire plus forte qu'avec le sérum du même malade conservé aseptique depuis le 29 août et qui n'agglutinait qu'à 1/10.*

En somme, résultat à rapprocher de celui de l'observation IV. *Dans les deux cas, la séro-réaction fut bien plus forte après le traitement, alors que les malades étaient très améliorés.*

OBSERVATION VII

Benoît M..., soixante ans, cultivateur, rentre à Saint-Pothin, dans le service de M. Lyonnet, le 3o septembre 1901.

Antécédents héréditaires. — On n'en note aucun.

Antécédents personnels. — A cinquante ans, pneumonie grave et longue. Ethylisme : le malade buvait près de 2 litres de vin à chaque repas, sans détriment de ceux qu'il absorbait dans l'intervalle. Jamais d'absinthe, apéritifs ou petits verres.

Le malade se plaint d'avoir toujours toussé, ce qu'il attribue au métier de cocher qu'il exerçait avant celui de manœuvre et qui l'exposait aux intempéries des saisons. Quoi qu'il en soit, la maladie s'est aggravée il y a environ six mois et a progressé jusqu'au jour où il entre à l'hôpital.

Actuellement. — Toux excessivement fréquente ; crachats purulents ; hémoptysies très rares. Pas de fièvre. Plus de sueurs. Dyspnée d'effort très pénible.

A l'inspection. — Dépressions sus-claviculaires très accentuées. Doigts hippocratiques.

A la palpation. — Vibrations exagérées aux deux sommets.

A la percussion. — A droite, en arrière, matité au sommet. En avant, sonorité exagérée au sommet. — A gauche, sonorité exagérée au sommet en avant.

A l'auscultation. — Poumon droit : En arrière et au sommet, obscurité respiratoire, râles sous-crépitants. En avant et au sommet, souffle et râles caverneux. — Poumon gauche : en avant et au sommets, râles caverneux. Rien en arrière.

Cœur : Rythme irrégulier ; 1° bruit sourd et prolongé ; 2° bruit clangoreux, quelquefois dédoublé.

Tube digestif : Anorexie considérable ; digestion se fait bien ; pas de constipation ni de diarrée.

Urines : pas d'albumine.

Poids : 60,100. Force musculaire : 24 kilogrammes au dynamomètre.

Commencement du traitement le 3 septembre :

Le 3 septembre, 4 mgr ; le 4, 5 mgr ; le 5, 6 mgr ; le 6, 7 mgr ; le 7, 8 mgr ; le 9, 9 mgr ; le 10, 10 mgr ; le 11, 10 mgr ; le 12, 11 mgr ; le 13, 11 mgr ; le 14, 12 mgr ; 16, 13 mgr ; le 17, 13 mgr ; le 18, 14 mgr ; le 19, 14 mgr ; le 20, 15 mgr ; le 21, 16 mgr ; le 23, 15 mgr ; le 24, 17 mgr ; le 25, 18 mgr ; le 26, 19 mgr ; le 27, 20 mgr ; le 28, 20 mgr ; le 30, 21 mgr ; le 1er octobre, 22 mgr ; le 2, 23 mgr ; le 3, 24 mgr ; le 4, 25 mgr ; le 5, 26 mgr ; le 7, 27 mgr ; le 8, 27 mgr ; le 9 27 mgr ; le 10, 28 mgr ; le 11, 28 mgr ; le 12, 28 mgr ; le 14, 29 mgr ; le 15, 16, 17, 18, 30 mgr.

Pendant ce temps le malade a présenté les symptômes suivants :

9 septembre. — Peu de changement. Poids : 60,200 ; dynamomètre : 24.

16 septembre. — Le poids a un peu diminué : 59,500 ; dynamomètre 22. Cependant l'appétit est meilleur : il peut manger maintenant la viande qui lui causait jusqu'ici un dégoût insurmontable. L'opression et la toux ont un peu diminué.

23 septembre. — Poids 60,100. Dynamomètre : 26.

30 septembre. — Poids : 62,600. Dynamomètre : 29. Bon appétit actuellement.

7 octobre. — Poids : 63,400.

15 octobre. — Poids : 65,300. Dynamomètre : 35, très gros appétit. La toux et l'oppression ont très sensiblement diminué.

Le malade sort le 18 ; pesé avant son départ il accuse un

poids de 66,300; soit 6,200 grammes de plus qu'à son arrivée (en 1 mois 1/2; il est très satisfait de son état et se croit guéri. Nous n'avons pu malheureusement ausculter cet homme au moment de son départ qui s'est effectué très brusquement; il eût été intéressant d'étudier les modifications sthétoscopiques qui auraient pu se produire.

OBSERVATION VIII

Louis C..., trente-sept ans, garçon de peine, entre dans le service de M. Lyonnet à Saint-Pothin (salle Saint-Pierre), le 9 octobre 1901.

Antécédents héréditaires. — Père et mère vivants et bien portants. Une sœur en bonne santé. Marié; sa femme doit être bacillaire; il a cinq enfants qui se portent bien.

Antécédents personnels. — Rien à noter de particulier, sauf des bronchites à répétition. Un peu d'éthylisme.

La maladie *a débuté* il y a un an. A cette époque, il s'est mis à tousser et dit avoir eu de fréquentes hémoptysies, des épistaxis; la nuit, sueurs abondantes; vomissements après les repas. Enfin, depuis le mois de mars sa voix s'est enrouée et a persisté dans cet état.

Actuellement. — Affaiblissement général; le malade a maigri d'environ 8 kilogrammes. Toux fréquente; expectoration assez abondante; crachats purulents. Anorexie. Sueurs nocturnes. Température : 38°5. Poids : 67,100. Beaucoup d'albumine dans les urines.

A l'inspection. — Rien d'anormal.

A la palpation. — Vibrations exagérées au sommet droit en arrière et en avant.

A la percussion. — A droite, matité au sommet en arrière et en avant. A gauche, légère submatité en arrière.

A l'auscultation. — Poumon droit : En arrière, craquements et râles sous-crépitants au sommet; expiration prolongée; en avant, râles sous-crépitants au sommet. Poumon gauche : respiration faible au sommet en arrière.

Larynx. — Voix enrouée et éteinte; toux non douloureuse.

En somme, *ramollissement du sommet droit, commencement d'induration du sommet gauche. Laryngite tuberculeuse.*

Début du traitement le 11 octobre.

Le 11, 2 1/2 mgr; le 12, 5 mgr; le 14, 6 mgr; le 15, 6 mgr; les 16, 17, 7 mgr : le 18, 8 mgr; le 19, 9 mgr; le 21, 10 mgr; le 22, 11 mgr; le 23, 12 mgr; le 24, 14 mgr; le 25, 16 mgr; le 26, 18 mgr; le 28, 20 mgr; le 29, 22 mgr; le 30, 24 mgr; le 31, 26 mgr.

Voici ce que nous avons observé dans ce laps de temps :

14 octobre. — Poids : 67,100. Au dynamomètre : 33. Etat stationnaire.

21 octobre. — Poids : 68,200. Au dynamomètre : 41. L'appétit a sensiblement augmenté ; les forces se sont considérablement accrues. La toux est toujours la même. Les sueurs ont diminué. La voix n'est pas modifiée.

31 octobre. — Poids : 69,300. Au dynamomètre : 44. L'appétit est excellent; bonnes digestions. Diminution de la toux; presque plus de sueurs. La voix n'est pas changée.

A l'examen. — Aucune modification sensible.

Les urines contiennent toujours autant d'albumine.

En somme, voilà un malade dont ni les poumons ni le larynx n'ont été modifiés pendant ces quinze jours de traitement intensif. mais on constate une amélioration considérable de l'appétit, une atténuation ou la disparition de la plupart des symptômes fonctionnels et un excédent de poids de 2,200. Le dynamomètre a accusé une augmentation de 11 kilogrammes.

Nous arrêtons les injections le 31 octobre.

Observation IX

Clotilde G..., dix-neuf ans, couturière, entre à Saint-Pothin, service de M. Lyonnet, salle Sainte-Marie, le 30 septembre 1901.

Antécédents héréditaires. — Père mort de dysenterie, mère morte de bacillose pulmonaire. Un frère et une sœur, tous deux morts en bas âge d'affections indéterminées.

Antécédents personnels. — Rougeole dans son enfance. Toute jeune, elle dit avoir eu « le carreau ». Réglée à seize ans, la menstruation a toujours été irrégulière.

Depuis trois mois, la malade accuse un léger rhume auquel elle n'a prêté aucune attention et qui a guéri. Elle rentre dans le service pour des douleurs de reins, de la faiblesse, des éblouissements, etc.

Actuellement. — Pas de toux, pas de fièvre, quelquefois des points douloureux dans la région sus-claviculaire. Un peu d'oppression en marchant. Anorexie presque complète. Constipation habituelle.

A l'inspection. — Amaigrissement. Pas de déformations hippocratiques.

A la palpation. — Rien.

A la percussion. — Légère submatité à droite dans la fosse sus-épineuse et le creux sus-claviculaire.

A l'auscultation. — Obscurité respiratoire dans les régions précédentes. Respiration un peu soufflante.

Cœur normal : premier bruit très retentissant. Langue bonne, anorexie, digestion se fait bien, constipation.

Urines : pas d'albumine. Pas de température. Poids : 38,500.

Traitement : début le 2 octobre.

Les 2, 3, 4, 2 mgr ; les 5, 7, 3 mgr ; les 8, 9, 4 mgr ; les 10, 11, 5 mgr ; le 12, 6 mgr ; le 14, 7 mgr ; le 15, 8 mgr ; le 16, 9 mgr ; le 17, 10 mgr ; le 18, 11 mgr ; le 19, 12 mgr ; le 21, 14 mgr ; le 22, 16 mgr ; le 23, 18 mgr ; le 24, 20 mgr ; les 25, 26, 28, 15 mgr.

Observations pendant cette période :

14 octobre. — Poids : 39,500. Depuis son entrée, la malade est restée huit ou dix jours dans le même état d'anorexie, puis l'appétit est survenu assez brusquement ces jours-ci, coïncidant avec l'élévation des doses de strychnine.

21 octobre. — Poids : 40,800. Appétit excellent et qui augmente chaque jour. La malade a meilleur aspect, les forces sont bien revenues. Plus de points de côté, l'oppression a également cessé.

28 octobre. — Poids : 41,900. Toutes les modifications précédentes se maintiennent et s'accentuent. Néanmoins, la malade n'a pu supporter la dose de 20 milligrammes ; nous avons constaté un peu de trismus le 24 octobre ; la quantité de strychnine a été abaissée à 15 milligrammes. Nous abandonnons le traitement le 28 octobre, laissant le sujet dans un état florissant. Son poids a augmenté de 3,400 en moins de quatre semaines. L'appétit et les forces sont complètement revenues. Les signes donnés par l'auscultation sont sensiblement les mêmes qu'à l'entrée.

Cette malade a été pesée le 11 novembre. On a trouvé que son poids n'était plus que de 41,300. Elle avait donc perdu 600 grammes depuis qu'on avait arrêté le traitement strychné.

OBSERVATION X

Louis I...., dix-sept ans, manœuvre, entre à Saint-Pothin, dans le service de M. Lyonnet (salle Saint-Pierre), le 26 août 1901.

Antécédents héréditaires. — Père et mère sont morts tuberculeux il y a quatre ans. Deux frères sont poitrinaires. Une sœur et deux autres frères sont bien portants.

Antécédents personnels. — Bonne santé pendant son enfance. On ne relève qu'un érysipèle. Ce malade exerçait le pénible métier de manœuvre depuis deux ans. Il y a un an, épistaxis abondante et hémoptysie suivie d'un point de côté ; peu de toux. Il rentre dans le service de M. Mouisset, où il est traité au biphosphate de chaux, puis va passer un mois à Longchêne. Guéri, il retourne à son ancien métier, mais depuis un mois ne peut plus travailler par suite d'une grande lassitude.

Actuellement. — Points de côté persistants dans le côté droit. Transpiration abondante surtout la nuit. Toux assez fréquente ; crachats muco-purulents, nageant dans un liquide spumeux. Peu d'appétit. Poids : 47.300. Force au dynamomètre : 30 kilogrammes.

Palpation. — Vibrations augmentées en arrière à droite.

Percussion. — A droite, pas de matité bien nette en avant. Matité au sommet en arrière. A gauche, sonorité à peu près normale.

A l'auscultation. — Poumon droit : expiration très soufflante en arrière et au sommet. En avant, expiration soufflante et quelques craquements humides sous la clavicule. Poumon gauche : respiration obscure en avant et en arrière, mais pas de râles.

En somme, *début de ramollissement du sommet droit et induration du sommet gauche.*

Le cœur est normal. Pouls : 88. La digestion se fait bien. Urines sans albumine.

Première injection de cacodylate de strychnine le 31 août.

Le 31 août et le 2 septembre, 2 mgr. ; les 3 et 4, 3 mgr. ; les 5, 6, 9, 4 mgr. ; les 10, 11, 5 mgr. ; les 12, 13, 14, 6 mgr. ; les 16, 17, 18, 19, 7 mgr, ; les 20, 21, 22, 8 mgr. , les 24, 25, 26, 27, 9 mgr. ; les 28, 30, les 1er, 2 octobre, 10 mgr. ; les 3, 4, 5, 11 mgr. ; les 7, 8, 12 mgr. ; les 9, 13 mgr. ; les 10, 11, 12, 14 mg. ; les 14, 15, 15 mgr. ; le 16, 16 mgr. ; le 17, 17 mgr. ; le 18, 18 mgr. ; le 19, 19 mgr. ; le 21, 21 mgr. ; le 22, 22 mgr. ; le 23, 23 mgr. ; le 24, 24 mgr. ; le 25, 26 mgr. ; le 26, 28 mgr. ; le 28, 30 mgr. ; le 29, 32 mgr. ; le 30, 34 mgr. : le 31, 35 mgr. :

L'observation prise toutes les semaines a accusé les modifications suivantes :

3 septembre. — Poids : 47,200. Dynamomètre : 29.

9 septembre. — Poids : 47,200. Dynamomètre : 29. Aucun changement.

16 septembre.— Poids : 48,300. Dynamomètre : 31. Bon appétit depuis quelques jours ; la digestion se fait bien. La toux diminue. Les points de côté dont se plaignait le malade à l'entrée ont disparu. Les sueurs persistent.

23 septembre. — Poids : 48,700. Dynamomètre · 31.

30 septembre. — Poids : 50,200. Dynamomètre : 34. La toux n'apparaît que le matin. Appétit excellent.

15 octobre. — Poids : 50,500. Dynamomètre : 35. Plus de sueurs.

21 octobre. — Poids : 52,200. Dynamomètre : 40. Appétit très considérable.

28 octobre. — Poids : 53,750. Dynamomètre : 43. L'appétit se maintient toujours excellent. Les sueurs ont totalement disparu. De tous les signes fonctionnels, il ne persiste qu'un peu de toux, le matin au réveil. Le malade a pris depuis son entrée 6,450 en moins de deux mois. Le dynamomètre qui accusait 30 kilogrammes le premier jour, est allé jusqu'à 43. La température, pendant le traitement a subi trois périodes : jusqu'au 11 septembre, irrégulière et à grandes oscillations, variant entre 37 et 39 degrés ; du 11 au 26 septembre, régulière, se maintient à 38 degrés ; du 26 septembre au 13 octobre n'a pas atteint 38 degrés, les oscillations sont très courtes. On a cessé de prendre la température depuis cette époque.

L'auscultation a donné les mêmes signes qu'à l'entrée, mais on ne perçoit plus de râles, sauf quelquefois en faisant tousser le malade.

Le traitement est terminé le 31 octobre.

Nous avons pu revoir ce malade une quinzaine de jours après : son poids était de 51,800 ; il avait donc perdu plus de 2 kilogrammes depuis la cessation du traitement.

CONCLUSIONS

I. Le cacodylate de strychnine tient ses propriétés de ses composants mais essentiellement de la strychnine.

II. Ce sel n'est pas un spécifique de la tuberculose ; mais il agit indirectement dans les formes curables de cette maladie en améliorant l'état général.

III. Dans la tuberculose on doit donner le cacodylate de strychnine à hautes doses (20 à 30 mgr.), si l'on veut obtenir des résultats. Ces hautes doses sont sans danger à la condition d'être employées progressivement.

IV, Le cacodylate de strychnine combat très efficacement l'anorexie bacillaire, régularise les fonctions digestives et augmente la nutrition.

Ces résultats se traduisent par un engraissement

souvent très rapide, la progression des forces, une courbe plus élevée du pouvoir agglutinant, du sérum sanguin (procédé de MM. Arloing et P. Courmont).

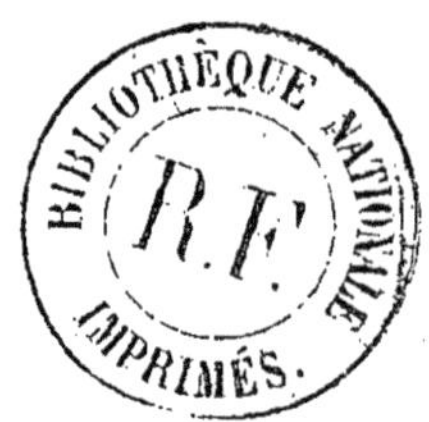

INDEX BIBLIOGRAPHIQUE

Arloing et P. Courmont, Le séro-diagnostic de la tuberculose.

Arnozan, Précis de thérapeutique.

J. Benoist, Médic. cacodylique ; son applic. dans la thér. infant. (tuberc., chorée) (thèse de Paris, 1900).

Beredska, Du rôle des leucocytes dans l'intox. arsén. (Annales de l'Inst. Pasteur, 1899.)

A. Borgherini, Gli arsenicali nella cura della tuberculosi. (Suppl. al Polycl., 1900, II Agosto.)

J. Charasse, La médic. arsen. par le cacod. de soude (th. de Lyon, 1900).

L. Collet, Quelques recherches sur l'ac. cacod. dans la tuberculose (th. de Paris, 1900).

F. Collin, Sensibilité comparée des réact. chim. et physiol. de la strychnine (th. de Lyon, 1900).

P. Courmont, Signification de la réaction agglutinante séro-pronostic de la f. typhoïde (th. de Lyon, 1897).

Courtois-Suffit, Gazette des hôpitaux, 30 janvier 1900.

Danlos, Notes sur l'emploi thérap. de l'ac. cacod. (Presse méd., 24 juin 1896.)

— Médic. cacod. — Gazette hebd., 22 juin 1899.

Debove, Prophylaxie de la tuberc. (Méd. moderne, 22 mai 1901.)

C. Ferran, Action de la strych. dans la tuberc. pulm. (Méd. moderne, 27 novembre 1901.)

V. Galtier, traitement de la tuberc ; act. de la strychnine (Journ. de méd. vétér. et de zootechnie, 31 janvier 1901.)

A. Gautier, Bulletin de l'Acad. de méd. — Communicat. du 6 juin 1899.

A. Gauthier, Lyon médical — 23 juillet 1899.
— Bull. de l'Acad. de méd. Communic. du 31 octobre 1899.
— Presse médic., 29 novembre 1899.
— Lyon médic., 10 décembre 1899.
— Mémoire à l'Acad. de méd., 2 juillet 1901.
— Journal des praticiens, 1901.
Giajmis e Biazzicalupo, Il trattamento cacod. nella tuberc. sperim. (Gaz. de ospedali, 1900.)
Grasset, Semaine médic., 14 mars 1900 et 2 mars 1901.
Habar, Etude clinique sur la méd. cacod. chez les enfants (th. de Paris, 1901).
Hayem, Leçons de thérapeut. 4e série, 1893.
Hellier, Recherches sur le pouv. réduct. des tissus (th. de Lyon, 1893).
Jalaguier, Le cacod. de soude dans la tuberc. pulm. et quelques autres affect. (th. de Paris, 1901).
J. P. Langlois, Précis d'hygiène publ. et privée, 1901.
G. Lyon, Traité de clin. thérapeut., 1899.
Lyonnet, Martz et Martin, Du vanadium en thérapeut.; son associat. à la strychnine, (Lyon méd., 10 novembre 1901).
A. Manquat, Traité de thérapeut., mat. méd. et pharmacol. (arsenic, acide cacod. et strychnine).
Monnamy, Contrib. au traitement de la tub. pulm. 4e éd., 1900), par le cacodylate de soude (th. de Paris, 1901).
Odinet, Contrib. à l'étude de la méd. cacod. (th. de Paris, 1901).
Pujol, Un cas d'occlusion intestinale traité et guéri par la strychnine à hautes doses. (Gaz. des hôp. 1901, p. 1214.)
Rabuteau, Traité de thérapeutique
J. Renaut, Bul. de l'Acad. de médec. Communic. du 30 mai 1899.
— Lyon médical, 20 mars et 18 juin 1899.
Rétéossian, L'ac. cacod. dans le trait. de la tub. pulm. (thèse de Paris 1901).
Robin et Binet, Action de l'arséniate de soude et de l'arsén. de potasse sur le chimisme respir., 18 juin 1899.
G. Roux, Précis de microbie et de techn. bactériol., 1898.
H. Soulier, Traité de thérapeutique et de pharmacologie (arsenic, strychnine).
Viratel, Action de l'arsenic sur la nutrition (th. de Bordeaux, 1895).
Vulpian, Leçons sur l'act. des subst. tox. et médicam, 1892.

TABLE DES MATIÈRES